Pradier

Moyen de guérir
Des
Maladies Cutanées.

P. 1815

MOYEN DE GUÉRIR

DES MALADIES CUTANÉES, DARTREUSES, SCROPHULEUSES, GALES RÉPERCUTÉES,

CONNUES SOUS LE NOM DE MALADIES CHRONIQUES,

DÉMONTRÉ PAR L'EXPÉRIENCE ;

PAR M. PRADIER,

Déjà connu par sa DÉCOUVERTE DU REMÉDE CONTRE LA GOUTTE, autorisé par le Gouvernement.

Vide pedes, vide manus, etc., alors vous croirez sans doute, et si vous doutez encore, vous me permettrez de dire de vous, ce que dit l'Écriture : *Oculos habent*, etc.

(PRADIER, *de la Médecine du bon sens.*)

A PARIS,

CHEZ LES LIBRAIRES, MARCHANDS DE NOUVEAUTÉS.

De l'Imprimerie d'ABEL LANOE, rue de la Harpe, n.º 78.

1815.

INTRODUCTION.

P_{AR} décret du 24 août 1812, sur le rapport du Ministre de l'Intérieur, vu les rapports de la Commission d'examen des remèdes secrets et de révision, composée de médecins, le Conseil d'état entendu, il fut accordé au sieur PRADIER une somme de Vingt-quatre mille fr. pour l'acquisition et la publication du remède qu'il possède pour le traitement des Maladies Goutteuses, avec permission de débiter, vendre ce remède, concurremment avec les pharmaciens.

C'est simplement avec ce décret qu'il répondit dans le temps à la malveillance qui, de toutes parts, s'agitait parmi le peuple d'Esculape (car partout il y a un vulgaire), et qui lui disputait un succès que la loi finit par consacrer.

La nouvelle découverte qu'il annonce, et que précédemment il avait déjà pressentie, ainsi qu'on pourra s'en convaincre pag. 241 et 242 de son dernier ouvrage (*le Remède-Pradier*) va lui susciter, sans doute, de nouveaux sarcasmes. Celui qui réussit avec quelque bonheur, se voit attaqué de toutes parts. On aime à lui contester le droit d'être utile, comme si c'était l'objet d'un privilège. Sa réponse sera fort simple : *Expérience passe Science.* L'homme véritablement instruit, examinera, fera des expériences, et bien loin de repousser une découverte à laquelle le hasard a plus de part que le savoir, il sera le premier à la reconnaître, à la propager quand elle lui paraîtra certaine.

Cet avis a pour unique objet de provoquer de la part des gens de l'art l'examen d'une découverte qui ne doit être recommandée à la confiance publique, qu'après avoir obtenu leurs suffrages et leur approbation.

Les observations écrites que l'Auteur y joint, et qu'il soumet aux véritables médecins, ne tendent qu'au développement des diverses branches d'une première découverte qui déjà l'a conduit, comme il l'avait prévu, à des résultats féconds. La marche de la Science n'est autre que le passage successif des données acquises à d'autres vérités desirables. C'est par la combinaison des faits, la multitude des découvertes et la justesse des observations, que la médecine est parvenue insensiblement à quelque certi-

tude. L'expérience est son flambeau et son guide ;
car la nature a pourvu à tout : l'existence seule d'un
mal est la preuve la plus certaine de l'existence du
remède ; mais il doit être unique, parce que l'inviola-
bilité des propriétés est essentielle comme l'impé-
nétrabilité des corps. Il est impossible que deux substances différentes aient les mêmes propriétés. L'une
d'elles serait inutile et ne saurait par conséquent se
coordonner dans aucun système, outre que l'esprit
n'a l'intelligence que de similitudes abstraites. Nous
n'admettrons donc pour certain que le spécifique
voulu de tout temps par la nature, celui qu'aucun
autre ne peut suppléer. On ne peut entendre par
spécifique qu'une substance qui réunirait à une
affinité exclusive avec le principe de la maladie,
une action supérieure à l'action que le mal produi-
rait dans toute l'économie animale, et qui aurait la
propriété de l'absorber, ou de le rejetter dans les
excrétoires les plus naturels, la voie des urines, des
sueurs et des selles.

Le mercure est un spécifique contre le virus vé-
nérien, parce qu'il s'assimile avec lui et l'absorbe :
mais ce même virus dégénère-t-il en virus goutteux,
dartreux, scrophuleux, le mercure ne peut plus
s'assimiler ; l'affinité n'est plus directe, n'est plus

exclusive ; il n'opérerait que des ravages : un autre spécifique devient nécessaire.

Comme il n'est pas donné à l'intelligence humaine de pénétrer la substance des corps, et que nous ne pouvons nous en former une idée qu'autant que leurs effets nous sont connus, nous dirons que la Médecine n'est point une création de l'esprit humain, mais une science pratique et d'expérience, une science dont les concrets sont l'objet. En effet, que peut-elle approfondir quand les causes premières sont inexplicables, et que l'essence des choses nous est inconnue ; quand nous ne pouvons voir, quand nous n'apercevons que des rapports et des différences dont l'appréciation est arbitraire? Dans les matières abstraites, nos jugemens sont invariables par cela seul qu'ils sont abstraits ; ce qui a fait dire *qu'il n'y avait de vrai que ce qui ne l'était pas.* Mais c'est le monde physique qui est le domaine de la Médecine, ce monde où rien n'est effectif peut-être, où les choses sont plutôt une succession de phénomènes qu'un être réel, où rien n'existe enfin dans une permanence qui puisse être l'objet d'une science absolue. Sur quelle base fixe pourrait-elle établir des certitudes, quand tout point d'appui manque, et que l'expérience même n'est, pour tous les cas semblables , qu'une probabilité qui peut encore jeter le médecin dans de funestes méprises, toutes les fois que des maladies très-différentes s'annoncent par la même invasion et les mêmes symptômes.

Quand des symptômes bien marqués , bien déterminés ne caractérisent pas la maladie, qui guidera le médecin dans ces voies internes de l'organisation animale, dont ses sens effleurent à peine la surface? Quelle langue pourra exprimer et lui transmettre les sensations du malade? où trouver des corrélatifs, quand les rapports sont inconnus? et qu'est-ce qu'une science quand rien n'en détermine la juste application?

Cette manière rigoureuse de voir ne nous empêchera pas de rendre justice aux hommes utiles, aux vrais médecins , que l'amour de l'humanité dirige et qui, par des observations multipliées , des expériences nombreuses répétées avec soin , ont interrogé la nature , et sont arrivés à quelques vérités de fait , ou par analogie à des conjectures probables , qui constituent le vrai fond de la médecine. Car, l'art de guérir n'est point une science de raisonnement , mais d'observations et de faits. Ils se garderont bien de confondre la vraie Médecine (l'art de guérir) avec la Médecine scientifique qu'on apprend dans les livres et sur les bancs. Ils savent que dans les cas qui se présenteront, l'on aura moins besoin d'un médecin qui connaisse toute la partie spéculative de la science, tout le grec d'Hypocrate, tous les apophtègmes de l'antiquité, tous les documens arabes, indiens et saura, de mémoire, toutes les pharmacopées, que de l'homme qui saura lire dans le fait présent, certain d'y reconnaître à des symptômes, vulgaires peut-être, mais infaillibles, les caractères naturels d'un mal qu'il aura déjà plusieurs fois guéri, qui appliquera le remède qu'il aura expérimenté lui-même plusieurs fois, et qui sera enfin l'homme de la chose.

Toutes les facultés réunies de médecine n'ont point arrêté les ravages de la petite vérole; mais des paysans nous en ont délivré avec un peu de venin tiré de leurs bestiaux malades. Soit que l'on ait été favorisé par le hasard dans la découverte d'un remède, soit qu'on la doive à des recherches opiniâtres; celui qui découvre et qui pratique a un avantage incontestable. Exclusivement occupé de la maladie à laquelle ce remède s'applique, il agit avec confiance, parce qu'il s'appuie sur des expériences multipliées, qu'il a répétées toujours avec succès.

La découverte que j'annonce, cette découverte relative aux maladies chroniques en général, est confirmée par seize années d'épreuves, par des résultats trop favorables, trop constans, pour laisser aucun doute. Mais rien n'est plus difficile et plus désagréable, que d'avoir à convaincre les préjugés des hommes qui emploient le raisonnement pour les soutenir. Je me garderai d'entreprendre de telles discussions; quelques critiques que l'on fasse, je n'y répondrai point: je m'en remets au temps et à l'expérience, pour le triomphe de la vérité.

Des préventions opiniâtres, des imputations hasardées, de justes distinctions négligées à dessein, des cas généralisés quand ils doivent être restreints, d'autres infidèlement rapportés, des circonstances négligées, les manœuvres enfin de l'inimitié ont nui dans l'opinion à mon remède contre la goutte. Sans doute, il n'est pas universel; il ne peut rien contre les vieilles concrétions arthritiques qui se sont soudées avec les faces articulaires, ainsi que contre les maladies organiques; mais il est certainement le seul spécifique connu de nos jours contre la goutte aiguë, vague, articulaire; et toutes les fois qu'il y a complication, par la puissance qu'il a de mobiliser, d'atténuer, d'attirer à lui, de subdiviser les humeurs viciantes, de les pomper, d'en forcer l'expulsion au travers des excrétoires cutanés qu'il dispose à s'entrouvrir. Voilà la vérité; les faits parlent hautement: tôt ou tard il faudra s'y rendre; cet espoir me suffit, parce qu'il ne peut être vain.

Fin de l'Introduction.

MOYEN DE GUÉRIR

DES MALADIES CUTANÉES, DARTREUSES,
SCROPHULEUSES, GALES RÉPERCUTÉES,

CONNUES SOUS LE NOM DE MALADIES CHRONIQUES;

DÉMONTRÉ PAR L'EXPÉRIENCE.

J'AI pensé qu'avant d'entrer en matière sur cette nouvelle découverte, je devais faire connaître la vérité dans ce qui concerne mon remède contre la goutte, afin d'éviter toute induction défavorable. Il faut que l'on connaisse enfin la position d'un homme qui, n'étant pas médecin, s'avise de faire une découverte utile au genre humain : non que je blâme les sages précautions que la loi a prises pour prévenir le public contre les surprises du charlatanisme, etc. ; mais en tout il est un juste milieu. Si la plupart des découvertes en médecine, dont l'effet est le plus certain, sont dues souvent au hasard et non à la science, si c'est, peut-être, un berger qui a découvert la vaccine, dont le bienfait universellement reconnu aujourd'hui, ne laissa pas d'être long-temps contesté par les médecins; si le quinquina et le mercure, ces puissans spécifiques, n'ont pas une origine plus élevée, un citoyen obscur peut faire une

découverte comme le plus habile médecin, à la différence près, que dans celui-ci, c'est le médecin qui re-
commande la découverte, et que dans l'autre c'est la
découverte elle - même qui doit se recommander à la
confiance publique. Ayant contre elle l'opinion, la faveur, l'esprit de corps et les priviléges, il lui faut la dernière évidence ; il faut des expériences, il faut des faits,
eux seuls sont éloquens.

Hâtons-nous donc de les faire parler pour établir que
notre nouvelle découverte dérive de données formel-
lement acquises, et n'est autre chose qu'un nouveau résultat, produit des applications que nous avons faites de
notre remède dans différentes affections.

Ces expériences ont été constatées par la Commission
de médecine, nommée à cet effet.

Si donc ce remède qui, à plus d'un titre, mérite le
nom de découverte, possède différentes propriétés que
ces médecins eux-mêmes n'ont pu lui contester au milieu des réticences dont ils ont enveloppé leur rapport,
et malgré tout leur art pour affaiblir leurs expressions
dans tout ce qu'ils ont été obligés de reconnaître ; si,
dis-je, ces propriétés sont incontestables, j'ai procédé
dans mes recherches (*Moyens de guérir les maladies dartreuses*), avec connaissance de cause, et j'ai été conduit
vers un résultat certain par des données certaines.
Voyons maintenant si ces propriétés sont démontrées,
et entendons parler le rapporteur de la Commission de
médecine, chargée d'examiner ledit remède et d'en
constater la propriété.

« Un cataplasme émollient faisant une enveloppe pres-
qu'imperméable par sa viscosité, une teinture tonique

et aromatique , et une assez forte chaleur dont tout l'appareil est pénétré, constituent essentiellement les applications , qui sont le seul moyen employé par M. Pradier. Il n'entre dans sa liqueur aucune subs-tance, qui, par sa nature , puisse avoir un effet nui-sible. Elle ne contient point non plus d'opium.....

» Dans les applications ultérieures , l'exsudation devient plus humide ; elle est blanchâtre , et paraît bien distincte du cataplasme et de la liqueur ; elle augmente ordinairement en continuant le remède ; et la sérosité , que peut produire la peau , devient assez abondante pour traverser le cataplasme , mouiller les linges et les draps , ce qui n'a pas lieu d'abord. Nous avons vu une personne chez laquelle , au bout d'un grand nombre de pansemens, la peau amollie s'est trou-vée tellement perméable, sans être entamée ni dénuée de son épiderme, que , dans les intervalles des applica-tions, elle versait , par une transudation sensible, sous la forme de goulettes, une sérosité qui humectait les draps , et , en séchant , leur laissait une roideur telle que l'aurait pu faire, ou du blanc d'œuf, ou de la gomme.

» Maintenant (dit - on) nous allons rendre compte des effets que nous avons observés, particulièrement quand le remède a été appliqué sur des individus atta-qués de goutte. Il est des cas où ces effets ont été avan-tageux , et ont pu être regardés comme de véritables succès ; il en est d'autres où le remède a été sans effet utile. Notre objet est de déterminer, avec autant d'exac-titude qu'il sera possible, les uns et les autres ; nous commencerons par ceux où les applications ont été faites par M. Pradier , et qui ont été souvent suivies de succès.

On concevra aisément que, dans ces cas mêmes, ou dans tous ceux qui présentent des apparences semblables, on ne doit pas s'attendre à des effets tellement constans, qu'ils ne souffrent aucune exception : il n'est aucun remède qui présente un tel avantage.

» Mais il nous a suffi d'avoir observé ces effets assez fréquemment, et dans des circonstances dans lesquelles on ne pouvait d'ailleurs s'attendre à les voir survenir spontanément, pour que nous nous crussions en droit de les proposer à la vérification des gens de l'art, et de les considérer comme dignes de leur attention.

» Quand l'accès de goutte se développe vivement sur quelques organes internes, il cause des suffocations, des vomissemens, des douleurs d'estomac, d'entrailles, de reins et des névralgies violentes. Dans ce cas, M. Pradier applique le plus souvent son remède aux jambes. Nous n'avons point, en général, pu être avertis de la première application, parce que, dans ces sortes de circonstances, l'urgence n'a pas permis d'attendre notre réunion ; mais nous avons vu, peu de temps après, quelques malades ainsi affectés, et nous avons recueilli chez d'autres personnes les mêmes faits sur des rapports dignes de foi et bien circonstanciés. Voici l'effet qui a été généralement observé : peu d'heures après l'application du remède, nous avons vu les douleurs internes se calmer, le malade s'endormir, et se réveiller soulagé. La goutte ne se manifeste pas toujours au pied dans la première application ; mais elle s'y établit ordinairement à la seconde, et plus fortement à la troisième ; les périodes ensuite en sont rapides, et la terminaison prompte : quelquefois cependant les douleurs internes se dissipent , sans que l'accès articulaire ait été très-sensible.

» Les causes des névralgies ne sont pas toujours de même nature que celles de la goutte ; mais celle-ci peut produire , en se portant sur les nerfs , des névralgies intenses. Nous avons vu appliquer le remède de M. Pradier dans un tic douloureux, dont on regardait la cause comme goutteuse ; après la troisième application , la douleur plantaire fut violente , et il se déclara un accès de goutte à l'articulation des deux pieds et à la base des deux gros orteils. Le tic diminua , éprouva des interruptions , et une suspension totale de deux mois et demi.

» Nous avons eu des exemples de gouttes portées sur les articulations des mâchoires, des vertèbres cervicales et du thorax , le pied étant libre ; et pour lors l'application ayant été faite aux jambes, le malade a été calmé , les articulations du tronc se sont débarrassées , et l'accès s'est ensuite développé au pied avec violence , souvent après avoir atteint passagèrement les articulations intermédiaires.

« Nous avons un exemple plus évidemment heureux dans une sciatique très-violente , dissipée immédiatement après l'application du même remède. On conçoit que cet effet ne doit avoir lieu que dans le cas où ces sortes d'affections peuvent se convertir en un accès de goutte articulaire, et que ce cas n'est pas celui de toutes les névralgies , sans qu'on puisse , si ce n'est par des signes commémoratifs , juger avec certitude de leurs différences, et des occasions où ce remède pourrait leur devenir utilement applicables.

« Souvent dans des maladies très - différentes de la
goutte, et au milieu même des maladies aiguës, des douleurs de goutte vague se mêlent aux autres symptômes
et occasionnent des accidens qui peuvent devenir fâcheux. Nous avons vu, dans une fièvre bilieuse pété-
chiale, dont les redoublemens se marquaient en tier-
ces avec des symptômes menaçans, les douleurs alter-
ner entre les extrémités inférieures et les entrailles, et
se porter sur celles-ci, surtout la nuit et dans les redoublemens des mauvais jours. A la suite de l'application
faite aux jambes, les coliques ont cessé, la marche de la
maladie, débarrassée de cette complication, a paru devenir plus régulière, la convalescence s'est établie sans
trouble, et le malade a été, depuis, exempt des douleurs
d'entrailles auxquelles il était sujet auparavant, et que
depuis long - temps il attribuait à une cause goutteuse
dont il n'avait pu encore se débarrasser. Nous avons vu
le même effet dans une hépatite.

« Dans les engorgemens goutteux, il faut distinguer,
1.º l'œdème des parties extérieures, qui n'est qu'un
symptôme variable ; 2.º le gonflement qui affecte les ligamens articulaires, et même les nodosités qui se forment sur la tête des os et sur le trajet des tendrons qui
s'y rendent, mais qui se dissipent quelquefois spontanément ; 3.º les tumeurs dures des mêmes parties, dans
lesquelles les fibres ligamenteuses sont soulevées, ten-
dues et écartées par des concrétions qui ont la consis-
tance du plâtre ; 4.º enfin, les ankiloses consécutives
qui se forment par une espèce de soudure entre les faces
articulaires, lorsque les douleurs et la tuméfaction des

ligamens ont tenu l'articulation dans une longue immobilité.

» L'œdème extérieur se dissipe assez généralement à la
suite de l'application des cataplasmes de M. Pradier. Les
tumeurs élastiques, qu'on sent quelquefois plus profon-
dément, et qui appartiennent spécialement à l'articulation, ne se dissipent point. Mais nous avons vu les
simples nodosités disparaître ; nous avons vu, dans des
engorgemens goutteux du genou, les rotules qui pa-
raissaient fixes, recouvrer sensiblement une mobilité
assez étendue ; et dans des mains dont les doigts étaient
réduits à une immobilité presque complète, l'arc qu'ils
décrivaient encore sur leurs articulations, augmenter
de quelques degrés, quoique les cataplasmes n'eussent
été appliqués qu'aux jambes ».

C'est donc avec fondement que je regarde comme
établies les conséquences suivantes :

1.° Quand mon remède est appliqué sur les jambes
d'un goutteux, dont les accès sont aigus, périodiques et
d'une durée quelconque, il opère la révulsion complète
du principe artrhitique sur les parties enveloppées de
l'appareil ; il entr'ouvre les excrétoires de ces parties, et
force le principe à s'échapper.

Or, la durée d'un accès de goutte ainsi provoqué,
n'est pas seulement moindre que ne serait celle d'un accès ordinaire ; cet accès ne tient pas seulement lieu de
l'accès naturel ; il n'est pas seulement cet accès avancé
et accéléré : il est le dernier accès, l'accès critique, celui
qui débarrasse la nature et qui triomphe sans retour du
principe ennemi.

Dans ce cas-là, mon remède est donc radicalement

curatif : voilà la vérité ; et j'en peux offrir mille preuves vivantes.

2.º Quand mon remède est appliqué sur les jambes d'un malade dont la goutte est ancienne, périodique, et portée sur plusieurs ou sur toutes les articulations, il opère moins rapidement quelquefois, mais il opère la révulsion également complète du principe artrhitique ; il en délivre toutes les parties affectées, et force également l'expulsion totale de ce principe.

Or, l'accès provoqué par mon remède, non seulement se développe aux pieds avec plus ou moins de violence, après s'être fait ressentir aux articulations intermédiaires que traverse la matière ennemie ; mais il est encore l'accès critique, l'accès qui triomphe ; et j'en peux offrir aussi mille preuves vivantes.

Dans ce second cas, mon remède est donc radicalement curatif.

3.º Quand mon remède est appliqué sur les jambes d'un malade chez lequel la goutte s'étant vivement développée sur les organes internes, a causé des suffocations, des vomissemens, des douleurs d'estomac, d'entrailles, de reins et de névralgies violentes, non seulement les douleurs internes se calment, le malade s'endort et se réveille soulagé, mais le principe des douleurs est extrait, expulsé, anéanti ; le malade a recouvré le sommeil, le soulagement, la santé, la vie.

Or, non seulement les périodes de la maladie en sont plus rapides, et la terminaison plus prompte ; mais la maladie est complètement détruite, le malade complètement guéri.... Voilà la vérité.

Dans ce troisième cas, mon remède est donc encore

radicalement curatif ; et sans pouvoir en fournir de nombreuses preuves , je suis cependant prêt à en présenter de suffisantes.

4.° Quand mon remède est appliqué sur les jambes d'un malade affecté de douleurs névralgiques , dont la goutte est la cause , et que les applications sont faites , suspendues et continuées, selon l'état du sujet , le siége et la résistance de la maladie , non seulement les douleurs diminuent, non seulement elles éprouvent des interruptions , mais elles se calment entièrement, elles disparaissent pour toujours avec la cause qui les fit naître ; et mon remède produit cet effet indépendamment des autres circonstances qui pourraient y avoir part.

Or , en pareille hypothèse , il suffit d'appliquer mon remède avec cette prudence et cette sagacité , qui doivent être les premiers attributs d'un médecin , et l'on a la certitude du succès.

Dans ce quatrième cas, mon remède est donc encore radicalement curatif.

5.° Quand mon remède est appliqué sur les jambes d'un malade atteint d'une goutte compliquée par une maladie aiguë , ou d'une maladie aiguë compliquée par la goutte , non seulement les accidens deviennent moins fâcheux , non seulement la complication cesse , non seulement la marche de la maladie paraît devenir plus régulière, non seulement la convalescence s'établit sans trouble et le malade est exempt de ses douleurs ; mais encore mon remède triomphe, à-la-fois ou séparément, et de la maladie principale et de la maladie complicante ; son action , aussi prompte que puissante, fait disparaître les symptômes les plus menaçáns, les accidens les plus fâcheux ; elle dégage et ranime le principe de sa vie ; elle attire , elle extrait les causes perturbatrices ; elle rétablit parfaitement l'ordre naturel , et tout cela est mon ouvrage.

Or , pourquoi s'étonner, pourquoi paraître douter encore que la maladie prenne une marche plus régulière? Sa marche est si régulière et si rapide , qu'ordinairement elle se termine en vingt-quatre heures.

Dans ce cinquième cas, mon remède est donc encore radicalement curatif; et j'en ai d'assez grandes preuves pour convaincre les plus incrédules.

Je me garderai bien cependant de le regarder comme un spécifique universel de la goutte; je ne le pense pas, je ne l'ai jamais pensé, puisque j'adopte en tout son contenu la conclusion du rapport. « Nous concluons (y est-il dit), de ces observations, que les avantages que le remède de M. Pradier a procurés , avec une promptitude remarquable , à plusieurs malades attaqués de la goutte aiguë, régulière ou vague, ne se sont point fait remarquer de même dans les gouttes fixes, chroniques , caractérisées par les engorgemens durables des articulations. »

Mon remède , en effet , tiendrait du merveilleux , s'il avait la puissance de dissoudre ces vieilles concrétions arthritiques qui ont détruit les mouvemens articulaires en se pétrifiant avec leurs ressorts ; s'il pouvait rétablir l'ordre et l'harmonie dans ces parties absolument désorganisées ; s'il pouvait replacer la vie où la mort a déjà jeté l'ancre. J'ai bien vu céder à son action des gouttes que des gens de l'art nommaient fixes et chroniques ; mais par la raison même que j'en ai triomphé , j'ai la certitude qu'elles n'étaient ni *fixes* ni *chroniques ;* ou si elles en avaient les caractères , c'était depuis si peu de temps , que la concrétion du principe était à peine commencée , et lui permettait encore d'être mobilisé par la puissance attractive de mon remède. Il n'en est pas moins vrai que les gouttes véritablement fixes et chroniques sont incurables, puisqu'elles sont essentiellement désorganisatrices , et que leur effet est irrévocablement produit. Que la goutte aiguë , périodique , variable ou autre , se joigne à ces vieilles affections, nul doute que j'en débarrasse la nature ; mais les autres resteront immobiles.

J'ajouterai à ce que je viens de dire , que le décret rendu, en ma faveur, sur les rapports de la commission d'examen des remèdes secrets et de révision; prouve que j'ai satisfait à toutes les conditions prescrites par le décret du 18 avril 1810 , relatif aux remèdes secrets , consacre que mon remède est *nouveau* et *utile* , que la recette n'en existe dans aucun formulaire , pharmacopée, etc. , que son application ne saurait-être dangereuse dans aucun cas, et qu'aucunes des substances, qui entrent dans sa composition , ne sauraient être suppléées par aucune autre sans nuire à l'effet du remède (1).

---

(1) Je préviens le public que je ne peux répondre de l'efficacité de mon remède , qu'autant que les bouteilles auront été prises chez moi. Comme auteur de la découverte, et par conséquent le plus intéressé à conserver sa réputation , je dois déclarer ici que plusieurs personnes ont été trompées par la mauvaise composition qui en a été faite. J'ai vérifié les bouteilles sorties des

Passons maintenant aux maladies que nous nous proposons de guérir à l'aide de notre nouvelle découverte, et tâchons d'établir quelques principes certains sur une matière aussi obscure, que l'expérience et les faits nous ont fait reconnaître.

De l'aveu des plus célèbres médecins, la cure des maladies dartreuses, scrophuleuses, est regardée, avec fondement, comme une des plus difficiles que présente l'exercice de la médecine : encore les cas d'une complète guérison sont-ils très-rares, et n'ont lieu que dans les affections purement locales ou accidentelles; mais jamais quand il y a cachexie, que le vice dartreux est formé, que les viscères en sont imprégnés : car, alors tous les secours sont inutiles. Les médecins instruits qui n'ont eu en vue, dans leurs savantes recherches, que de faire triompher la vérité, l'ont jugé ainsi. Par conséquent, notre découverte n'empiète nullement sur

---

premières pharmacies de cette capitale, je n'ai trouvé dans aucune qu'on ait suivi scrupuleusement la formule que j'en ai donnée; j'ai reconnu, au contraire, que les premières substances avaient été remplacées par des substances étrangères ou inférieures en qualité, ce qui a nui aux effets qu'on devait attendre, et ce qui a dû faire présumer, par beaucoup de personnes, que le remède ne possédait point les vertus mentionnées dans le rapport. C'est ainsi que l'envie, la jalousie ou la cupidité, qui ne calculent que d'après la passion ou le sordide intérêt, compromettent la réputation la plus justement méritée d'une découverte jugée utile à l'humanité.

N. B. La principale substance manque dans le commerce ; il est donc de toute impossibilité qu'on puisse s'en procurer ailleurs que chez moi, qui en ai fait une acquisition considérable, à l'époque où je fis ma découverte, en pays étranger. Quand le peu que j'en possède sera consommé, je serai obligé de suspendre ma fabrication, parce que, prétendre la suppléer par toute autre substance, ce serait tromper le public.

leurs droits ; car , là où finit le domaine de la Médecine , là où tous ses secours sont inutiles , les nôtres
commencent.

Une lymphe saline , âcre , séreuse , corrosive et ron-
geante avec plus ou moins d'activité, arrêtée dans les
vaisseaux et dans les glandes de la peau , que nous ap-
pellerons le virus herpétique, (pour nous conformer aux
termes consacrés par la Médecine) , produit, selon nous,
toutes les différentes affections des maladies dartreuses
et scrophuleuses ; n'importe leur siége , et dans quelque
partie du corps humain qu'elles se placent. Ce virus est
souvent compliqué avec d'autres virus , où en est une
dégénération : toujours est - il certain , qu'il est cause
matérielle ; ainsi tous les remèdes sont inutiles , s'ils ne
portent sur ce principe du mal, et s'ils ne tendent à dé-
gager l'humeur primitive des parties hétérogènes qui
la vicient et l'absorbent. Quel serait le fondement de ces
méthodes particulières à chaque genre d'affections
herpétiques qu'on annonce avec tant d'emphase (1) !

---

(1). M. A......., dans son ouvrage sur les maladies de la peau , dit ,
paragraphe 263, après avoir avoué , à la vérité , « *Qu'une matière aussi im-*
» *portante est loin d'avoir été encore convenablement* DÉBROUILLÉE*, quoique*
» *tant d'auteurs s'en soient occupés* ; qu'il est difficile d'établir des mé-
» thodes générales de traitement pour la guérison des affections herpétiques ;
» que chaque espèce réclame, pour ainsi dire, des moyens particuliers ;
» que son expérience lui a démontré , par exemple , qu'on ne saurait attaquer
» les dartres furfuracées sèches , comme les dartres squammeuses humides ;
» que les dartres crustacées et rougeâtres exigent un plan de conduite diffé-
» rent ; enfin , j'ai vu que les procédés curatifs sont susceptibles d'être infini-
» ment variés, selon qu'il s'agit de combattre les accidens des dartres flhycté-
« noïde , érithémoïdes. Et que peuvent valoir alors les secrets tant préco-
» nisés par un charlatanisme présomptueux , et qu'on applique, sans discerne-
» ment , à tous les cas ! »

M. A......., qui n'est point présomptueux , et qui donne surtout les preuves

Les médecins ont décrit plusieurs espèces principales
de dartres, l'auteur moderne en a fait des divisions et

---

de ce qu'il avance , avec une évidence qui n'a de comparable que ses succès à
guérir les maladies incurables , laisse entrevoir , dans ce peu de paroles, qu'il
n'aurait jamais guéri que des dartres bénignes , dont le vice est local , et qui ,
par conséquent, peuvent être guéries indifféremment par les méthodes va-
riées et nombreuses qu'il a rassemblées dans une riche compilation, sans que
l'on en puisse rien conclure pour les maladies bien autrement sérieuses, dont
il s'agit ici. Tout le monde sait , et M. A...... serait le seul qui l'ignorerait ,
qu'il y a de ces dartres que l'on guérit à l'aide d'un peu de salive , et d'autres
qui disparaissent naturellement. Les mots grecs et latins qui parent la langue
scientifique de M. A...., lui ont fourni, sans doute , les moyens de multiplier
les cases de ses nomenclatures ; mais, sont elles accompagnées de moyens curatifs, voilà ce qui importe vraiment à la science , et ce que la Médecine du
sens commun exige par-dessus toute chose. On est forcé de se demander comment *ces procédés curatifs , susceptibles d'être infiniment variés selon qu'il
s'agit de combattre les accidens des dartres , s'accorderont avec le paragraphe* 221 *, où il est dit* « Qu'en effet les mêmes causes produisent ces affec-
» tions différentes ; que dans beaucoup de cas on leur oppose le même traite-
» ment avec succès. » On est étonné de plus , que dans un ouvrage où les
choses les plus indifférentes à l'art de guérir occupent une si grande place ,
on néglige de nous faire connaître comment nous pourrons distinguer les affections différentes produites par une même cause, de celles qui ont chacune
une cause différente.

Tous les médecins qui ont traité , *ex professò ,* cette matière, nommément
le célèbre Lorris, que M. A...... devrait connaître ; Lorris qui a écrit en latin
(ce qui aurait dû engager M. A...... à le citer); tous les médecins reconnaissent
que toutes ces diverses affections (les dartres bénignes exceptées) sont le produit d'une même cause , du levain herpétique , virus contre lequel tous les secours de l'art sont inutiles , quand les glandes et les viscères en sont infectés ,
dit Lorris, parce qu'on ne connaît aucun spécifique contre le levain herpétique.
Dans cet état de choses , à quoi bon faire un livre qui ne renferme aucune idée
nouvelle , qui ne donne que des moyens vulgaires , et laisse la question où
elle était auparavant ?

Nous n'avons que trop de livres faits avec des livres , et nous ne pouvons ad-
mirer dans celui de M. A****** que la belle exécution des gravures qui s'y
fait remarquer , et le luxe typographique où M. Didot semble s'être surpassé.

sous-divisions considérables. Son ouvrage serait plutôt l'histoire des terribles effets produits par les dartres sur le corps humain, qu'un corps de doctrine propre à leur guérison.

L'expérience m'ayant prouvé que toutes ces espèces de dartres, sans en excepter même les érysipèles, les rhumatismes, les maux d'yeux, les suintemens d'oreilles, et la plupart des hémorrhoïdes, sont de même nature et ne diffèrent entr'elles que par la différence des tempéramens, des lieux qu'elles occupent, par le plus ou le moins d'intensité de l'humeur herpétique, et par la différente organisation de la peau; je n'ai nul besoin de connaître ces nombreuses nomenclatures. Je ne m'y arrêterai pas même.

Ces différentes classes, divisions et sous-divisions ne sont toujours que des accidens variés, produit constant d'une cause invariable et unique, le virus herpétique plus ou moins déguisé.

Notre auteur a traité parfaitement ce qui tient à la partie extérieure de la maladie. Sous ce rapport, tout ce qui a été apparent a été saisi et examiné ; ses descriptions sont autant de tableaux parlans où, jusques aux plus légères nuances, tout a été observé. Mais, s'agit-il de la partie utile de la science qui traite des moyens curatifs ? M. A****** est loin d'avoir introduit aucune lumière thérapeutique sur cette matière; ses méthodes sont impuissantes et ne peuvent rien contre le virus herpétique, quoiqu'il en dise. Il a beau critiquer les anciens et condamner certaines prescriptions de la Médecine actuelle, à laquelle il n'accorde que des con-

naissances erronées (1) , (manière assez adroite d'in-
sinuer la supériorité du moyen qu'on annonce) , son
ton dogmatique ne fait rien à la chose: il faut convaincre
par des faits , et non par des paroles. Les assertions
ne sauraient suppléer l'expérience médicale qui, seule,
fait loi en semblable matière. M. A...... allègue des cures
admirables; mais il n'y a que lui qui sache au juste comment elles doivent être appréciées. Les auteurs, justement célèbres, qui ont écrit sur les dartres, et Lorris, en
ont parlé avec une réserve et une modestie qui les; ho-
nore; ce dernier, conseille les vésicatoires et les cautères
comme des palliatifs qui ne peuvent , dans aucun cas ,
avoir des résultats bien fâcheux , si ce n'est d'affaiblir
le malade; mais il s'est bien gardé de prescrire aucun
traitement curatif! Il connaissait cependant les applications narcotiques, les préparations saturnines, les dis-
solutions opiacées et l'huile pyro-zoonique de Dippel;

---

(1) Voici comment s'exprime M. A****** dans son ouvrage des maladies de
la peau, déjà cité. « Cette partie de la thérapeutique ésentepr les points de doc-
« trine les plus douteux : qu'on examine les prescriptions consignées dans les
« ouvrages de notre art , on verra qu'elles y sont *toutes* dictées par un esprit
« de routine! De vaines formules y sont gravement conseillées par des prati-
« ciens recommandables, dont le témoignage séduit et abuse un vulgaire
« ignorant. Les auteurs entassent , *sans discernement*, dans leurs écrits,
« des opinions vagues, des suppositions étranges. Ils indiquent, soit dans le
« règne végétal , soit dansle règne minéral quelques substances générale-
« ment regardées comme diaphorétiques ; ils ordonnent un régime sévère,
« et s'imaginent ensuite avoir satisfait aux indications : c'est bien ici le cas
« de dire que rien n'est plus difficile que l'expérience médicale. »

(27)

il savait bien qu'à l'aide de topiques dessicatifs , réper-
cutifs ou phagédéniques , préparés avec le vitriol , le
sublimé corrosif, la litharge, l'eau de chaux ou d'autres
caustiques , rien n'était plus facile que de faire disparaître les dartres ; et certes , il n'aurait pas manqué de
les indiquer s'il ne les avait regardés au contraire
comme très-dangereux.

Quelque invétéré que soit un de ces dépôts chroniques , tant qu'il n'attaque point les viscères essentiels
à la vie , il n'est point mortel ; mais il le devient par la
répercussion qu'occasionnent infailliblement ces substances. — On peut vivre avec des dartres ; on a même
de nombreux exemples de longévité de la part de personnes qui en sont atteintes , outre que toutes ces maladies diffèrent beaucoup entre elles d'intensité et peuvent généralement être supportées ; il est d'ailleurs
inoui qu'aucune de ces maladies bien constatées, ait
encore cédé à ces topiques ou à tout autre traitement.
Les personnes qui en ont fait usage , s'en sont toujours
mal trouvées ; et celles qui en ont été le plus favori-
sées n'ont obtenu que de légers répits qu'elles ont
payé plus tard. Bientôt les accidens les plus graves,
les maladies les plus aiguës apprennent que la matière
des dartres n'est que déplacée , qu'elle occupe des parties plus intéressantes , ou qu'elle attaque les viscères
les plus nobles. On voit souvent des malades languir,
tomber dans la phthisie et le marasme , parce que l'humeur dartreuse a reflué dans le sang , et qu'elle a al-
téré la lymphe. Enfin , tous ces maux de gorge habi-
tuels que nous voyons , ces douleurs de rhumatisme ,
ces obstructions de rate , ces abcès et ces gonflemens

douloureux des articulations sans couleur, la plupart des maladies des yeux , et même la cataracte , celle des oreilles et des autres organes des sens, les hémorroïdes et quelquefois même l'apoplexie, etc., etc, ne sont occasionnés, pour la plupart , que par le déplacement provoqué du virus herpétique. On ne saurait trop répéter que la répercussion des dartres est toujours dangereuse et quelquefois mortelle (1).

Les bains de vapeurs , l'eau végéto-minérale qu'on emploie produisent aussi, au premier abord , quelques bons effets, mais ces effets ne sont que momentanés; tant que l'humeur viciée n'est point dissoute , la guérison n'est qu'extérieure. Sur ces effets apparens on se hâte de publier des cures qu'un laps de temps de trois mois à peine écoulé, a transformées en catastrophe. J'en ai des preuves irrécusables.

D'ailleurs l'action des bains, embrassant toute l'économie animale, se porte également sur les parties saines comme sur les parties malades, de manière que les rapports restent toujours les mêmes; c'est-à-dire, que si le mal a perdu quelque chose de son intensité , de l'autre côté le malade est réduit à un état de faiblesse et de consomption qui est , après la mort , tout ce qui pou-

---

(1) M. R. a traité une jeune personne qui, ayant voulu guérir avec des jus de citron une dartre qu'elle avait sur la gorge, fut tout-à-coup saisie d'un mal de poitrine avec toux et crachement de sang, qui la jeta dans la phthisie pulmonaire dont elle mourut. En employant des répercussifs, avant que le vice des humeurs soit entièrement détruit , il est dangereux que l'humeur ne reflue dans l'intérieur et n'infecte toute la lymphe ; il en résulte des maladies mortelles , ou tous autres accidens qui rendent la mort désirable.

vait lui arriver de pire, quand surtout la cause du mal
est resté toute entière. Degagée des forces qui la con-
tenaient, elle peut se porter sur d'autres parties du
corps plus essentielles et occasionner des résultats plus
graves. Je n'ai pas besoin, je pense, d'insister beaucoup, pour prouver que le malade a plus perdu que ga-
gné ; cela est de la dernière évidence.

Le même raisonnement s'applique aux cautères et
aux vésicatoires, dont l'effet est à-peu-près celui de la
saignée ; or, le sang pur, comme le sang vicié sortent
par la même veine et dans les mêmes proportions ;
il n'en résulte qu'une diminution de forces vitales, et
rien de plus. On peut donc conclure que la Médecine
ne possède, contre les maladies que nous avons citées,
aucun spécifique, aucun de ces remèdes qui, par une
puissance d'action et une affinité exclusive, s'assimilent
avec le mal, pour l'absorber ou le détruire ; que, jusqu'à présent, elle ne leur a opposé que des palliatifs dont
les moins dangereux portent sur les forces de la vie
pour n'effleurer que les effets du mal. Que si quelques médecins ont prétendu avoir opéré des cures, et
les ont publiées, à coup sûr le genre de maladie n'avait
pas été constaté, comme j'offre de le faire constater
à l'égard des personnes que je me propose de traiter ;
voulant prouver par le fait, et non par de simples rai-
sonnemens, que la découverte que j'annonce est digne
de fixer les regards de toutes les conditions. Sous le palais
des rois, comme sous l'humble chaume, ces maladies
ont des racines. Certes, mon intention n'est point
d'entrer dans une lutte de raisonnement et d'argu-

mentations ; c'est en guérissant , que la découverte doit se recommander à la confiance publique.

Je donnerai cependant ici quelques explications pour rassurer les personnes qui sont dans le cas d'en avoir besoin, et écarter d'elles les craintes qu'elles pourraient concevoir de l'essai d'un remède inconnu. Celui que j'annonce , loin d'être répercussif, est attractif, et *n'agit que sur le principe du mal.* Avant de le mettre en évidence , j'ai attendu que des expériences répétées ne laissassent aucune incertitude de succès. Son analogie avec mon remède de la goutte , dont l'application est la même , annonce qu'il s'agit d'un topique attractif des humeurs , dont la propriété consiste en une affinité exclusive , à l'aide de laquelle le principe viciant est extirpé jusqu'à la racine. Comme il s'assimile entièrement avec l'humeur , il n'opère ni révulsion , ni métastase dangereuse ; la guérison est forcée, *sublatâ causâ , tollitur effectus.*

C'est sous une pareille garantie que j'ose annoncer une découverte, qui n'a besoin que d'être connue pour être universellement adoptée.

F I N.

De l'Imprimerie de LANOE , rue de la Harpe.